NOUVELLES EXPÉRIENCES

COMBUSTIONS

RESPIRATOIRES

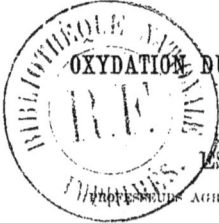

OXYDATION DU SUCRE DANS LE SYSTÈME ARTÉRIEL

ESTOR ET SAINTPIERRE

PROFESSEURS AGRÉGÉS À LA FACULTÉ DE MÉDECINE DE MONTPELLIER

Mémoire présenté à l'Académie des sciences de Paris dans la séance
du 6 février 1873.

MONTPELLIER
Imprimerie centrale du Midi
Ricateau, Hamelin et Cie
—
M DCCC LXXIII

NOUVELLES EXPÉRIENCES

SUR LES

COMBUSTIONS RESPIRATOIRES

Oxydation du sucre dans le système artériel.

Dans le *Journal de l'Anatomie et de la Physiologie* (1er juillet 1864), nous avons fait connaître nos recherches expérimentales sur les *causes de la coloration rouge des tissus enflammés*. Les analyses consignées dans ce mémoire ont été faites à l'aide de la méthode de M. Cl. Bernard; mais, comme il ne s'agissait alors que d'expériences comparatives, les résultats en sont définitivement acquis. La couleur rouge du sang qui circule dans les parties enflammées joue un rôle important dans leur coloration.

Le 9 janvier 1865, nous avons publié, dans les *Comptes rendus*[1] *dè l'Académie des sciences*, des expériences *propres à faire connaître le moment où fonctionne la rate*. Il s'agissait encore ici d'expériences comparatives, analogues à celles que M. Cl. Bernard avait instituées pour l'étude des fonctions du rein. Notre

[1] *Journal de l'Anatomie et de la Physiologie,* mars 1865.

conclusion est inattaquable; on peut la formuler ainsi :
la rate fonctionne en alternant avec l'estomac. C'est
peut-être encore le seul fait bien acquis de la physiologie de la rate.

A la même époque, nous avons décrit un appareil
bien propre à faciliter les expériences de ce genre [1].
Son usage est devenu classique; nous n'avons pas à
insister sur sa construction et ses avantages.

Toutes nos expériences avaient été faites avec la
méthode de M. Cl. Bernard. Nous étions encouragé
dans l'emploi de cette méthode, par les affirmations
des physiologistes français. A cette époque, et même
depuis, on admettait que « la physiologie doit à
» Cl. Bernard une méthode d'analyse qui, pour l'oxy-
» gène du moins, donne des résultats parfaitement
» exacts et qui présente, au plus haut degré, toutes
» les conditions de facilité et de rapidité d'exécution.
» C'est la méthode du déplacement par l'oxyde de car-
» bone. » (Paul BERT, *de la Respiration*, p. 112.)

Quelques lignes plus loin, M. Bert rappelle les expériences de Nawrocki, comparant les résultats obtenus par cette méthode avec ceux que fournit la pompe
à gaz de Setschenoff, et montrant « qu'il y a pour
» l'oxygène identité à peu près absolue. »

D'un autre côté, on sait la misère des établissements
d'instruction supérieure : une pompe à gaz a été vue à
Montpellier, pour la première fois, quand nous en avons
eu fait l'acquisition de nos deniers.

La méthode de M. Cl. Bernard donne (pour l'oxygène) des nombres toujours comparables à eux-mêmes,

[1] Voir *Journal de l'Anatomie et de la Physiologie*, janvier 1865.

et qui vont en décroissant des poumons aux capillaires[1].
Ayant un grand nombre de faits qui démontraient que
le rôle des combustions intravasculaires avait été trop
négligé, nous avons cru trouver dans cette décroissance
progressive de l'oxygène une démonstration expéri-
mentale de leur importance. Ces recherches méritent
d'être reprises : elles conduisent à admettre dans le
sang deux sortes d'oxygène, mal à propos confondues
dans la plupart des analyses.

Nous nous proposons de revenir prochainement sur
cette distinction, à laquelle nous avons été conduits
par l'étude comparative des principales méthodes d'a-
nalyse des gaz du sang[2]. Mais, en présence du débat
récent qui s'est élevé devant l'Académie des sciences,
au sujet du siége des combustions respiratoires, nous
croyons devoir, sans attendre la fin de nos recherches,
publier dès aujourd'hui la première partie de notre
mémoire.

I

Les expériences que nous avons instituées sont les
suivantes : Nous introduisons dans le sang artériel du
glucose, et nous voyons la quantité d'oxygène libre
diminuer aussitôt. Seulement, pour ne pas troubler la
circulation artérielle, nous introduisons la solution glucosique dans la veine fémorale d'un chien, et nous
prenons presque aussitôt le sang de l'artère fémorale

---

[1] Voir notre mémoire sur le Siége des combustions respiratoires, *Journal de l'Anatomie et de la Physiologie*, avril 1865.

[2] Comptes rendus, 22 et 29 janvier 1872. Voir notre mémoire, *Journal de l'Anatomie et de la Physiologie*, mars 1872.

du même côté ou du côté opposé. Il nous est facile de reconnaître le passage du sucre dans le sang artériel, et de comparer les quantités d'oxygène libre dans le sang, avant et pendant la présence du sucre.

Expérience Ire. — *Pour démontrer que des combustions respiratoires se font dans l'intérieur même des vaisseaux artériels.* (18 décembre 1866.)

Sur un chien de moyenne taille, à jeun depuis quinze heures, couleur blanche, tacheté de roux, on place une canule en T sur l'artère crurale droite, et une autre canule en T sur la veine crurale gauche.

On prend un peu de sang à l'artère pour la recherche du sucre : il n'y a pas de sucre. Cela devait être, d'après les expériences de M. Cl. Bernard. Cinq minutes après, nous prenons de la même artère 12 centimètres cubes de sang, dont nous analysons les gaz par notre cloche courbe et le procédé de M. Cl. Bernard.

Nous trouvons, pour 100 volumes de sang :

        Oxygène................ 9^{cc},10
        Acide carbonique......... 4, 16

Dix minutes après (la circulation se faisant toujours très-bien par nos canules en T), nous injectons, avec une grande lenteur, par la veine gauche, 9 centimètres cubes de dissolution, contenant 1 de glucose pour 5 d'eau. Aussitôt l'animal éprouve de l'angoisse, il fait de fortes inspirations, comme s'il luttait contre l'asphyxie. Quelques minutes après la fin de l'injection, nous faisons une seconde prise à l'artère droite, de 15,8 centimètres cubes de sang, dans lequel nous trouvons, rapporté à 100 volumes :

        Oxygène................ 6,30
        Acide carbonique.......... 3,79

Ce sang ne contient pas de sucre.

Nous laissons l'animal se reposer un quart d'heure. Puis nous injectons encore 30 centimètres cubes de solution de glucose. L'animal fait des inspirations et des expirations prodigieusement fortes. Son angoisse est très-grande. Nouvelle prise de sang artériel, qui contient des traces de sucre. Nous injectons rapidement une nouvelle dose de 20 centimètres cubes de solution, et nous prenons 16 centimètres cubes de sang artériel, qui contient alors des quantités notables de sucre. Nous dosons les gaz dans ce sang :

$$\text{Oxygène} \dots \dots \dots \dots \quad 0^{cc},00$$
$$\text{Acide carbonique} \dots \dots \dots \quad 5, 00$$

Pour éviter d'épuiser l'animal par des saignées successives, nous avons répété la même expérience, sans faire une analyse préalable des gaz du sang artériel, ainsi qu'on va le voir dans l'expérience suivante.

Expérience II. — *Autre expérience sur le même sujet.* (28 décembre 1866.)

L'expérience est disposée comme la précédente (artère crurale droite et veine crurale gauche) sur une chienne cancéreuse, à poil long, de taille moyenne, à jeun.

Nous prenons une très-petite quantité de sang artériel pour rechercher le sucre. Pas de sucre.

Nous injectons 30 centimètres cubes d'eau glucosée (1 glucose pour 10 eau). Aussitôt se manifestent les symptômes d'angoisse dont nous avons parlé, et les inspirations puissantes qui nous ont frappé lors de la précédente expérience. Nous trouvons, pour 100 volumes de sang :

$$\text{Oxygène} \dots \dots \dots \dots \quad 1^{cc},10$$
$$\text{Acide carbonique} \dots \dots \dots \quad 7, 05$$

A ce moment, le sang contient du sucre.

Expérience III. — *Sur le même sujet.* (9 juillet 1870.)

Une chienne fauve, de forte taille, robuste, est à jeun depuis dix-huit heures. On place sur la veine crurale droite et sur l'artère crurale du même côté des canules en T, qui, on s'en assure, n'interrompent point le cours du sang.

Une prise de 15 centimètres cubes de sang artériel est faite comme expérience témoin. L'analyse ultérieure démontre que ce sang contient :

        Oxygène, pour 100.   7,33
        Acide carbonique.   2,66

Nous injectons rapidement par la veine 25 centimètres cubes d'une solution de glucose au dixième. Cette injection est faite avec une certaine lenteur et exige cinq minutes. La solution était à la température du sang.

A la quatrième minute, un aide enlève par l'artère 15 centimètres cubes 50 de sang. L'analyse nous démontre que ce sang contient :

        Oxygène, pour 100.   0,00
        Acide carbonique.   4,53

Dix minutes après, nouvelle injection de 25 centimètres cubes de sucre dans la veine, et nouvelle prise de sang artériel.

Les résultats de la recherche de l'oxygène sont négatifs comme ci-dessus.

        Oxygène, pour 100.   0,00

Dans le sang, nous retrouvons du sucre en quantité.

EXPÉRIENCE IV. — *Sur le même sujet*. (20 décembre 1870.)

Chien de l'expérience du 17 décembre 1870 (Voir plus bas). — Canules en T sur les vaisseaux cruraux du côté gauche. Nous injectons dans la veine 20 centimètres cubes de solution de sucre incristallisable au dixième. Nous prenons presque en même temps 15 centimètres cubes de sang artériel.

L'analyse nous montre que ce sang contient :

        Oxygène, pour 100. . . . .   2^{cc},46

EXPÉRIENCE V. — *Sur le même sujet*. (23 décembre 1870.)

Chienne noire, très-belle; très-forte; opération sur les vaisseaux du côté droit. Nous injectons du sucre de raisin en solution au dixième.

Oxygène, pour 100............ 0,00

Nous retrouvons le sucre par l'analyse.

EXPÉRIENCE VI. — *Recherche de l'oxygène dans le sang, après injection de sucre de fécule.* (26 janvier 1872.)

Notre solution glucosique contient 20 grammes de sucre de fécule et 80cc d'eau distillée. Nous opérons sur un chien fort. — L'injection du sucre se fait par la veine crurale droite. — Le sang est emprunté à l'artère du même côté.

Nous injectons, en trois fois, à deux minutes d'intervalle, 40cc de liqueur sucrée, contenant 8 gr. de glucose. L'artère fournit aussitôt 15cc de sang, qui sont introduits dans notre cloche courbe.

L'analyse nous a donné, pour 100 volumes de sang :

Oxygène................ 0,00

Dans les expériences suivantes, au lieu d'opérer par la méthode de M. Cl. Bernard et notre cloche courbe, nous nous sommes servi de *l'appareil à ébullition*, dont nous avons fait connaître l'emploi à l'Académie, dans les séances des 22 et 29 janvier 1872[1].

EXPÉRIENCE VII. — *Recherche de l'oxygène dans le sang, après injection de sucre de fécule.* (2 février 1872.)

Chien très-fort. Opération, comme précédemment, avec des canules en T, sur les vaisseaux du côté droit. Notre solution glucosique contient 10 pour cent de sucre. Nous injectons 40 à 50 centim. cubes de liqueur sucrée, divisée en trois fois, ce qui représente 4 à 5 grammes de sucre injectés en cinq à six minutes.

---

(1) Comptes rendus, 22 et 29 janvier 1872 (*Journal de l'Anatomie et de la Physiologie*, n° 2, 1872.)

Nous retirons, avant toute injection, 15^{cc} de sang artériel, qui sont introduits dans un appareil à eau bouillante, avec 33^{cc} d'oxyde de carbone. — Après l'injection du sucre, nous prenons également 15^{cc} de sang artériel, que nous introduisons dans un second appareil à eau bouillante, avec 31^{cc} d'oxyde de carbone.

L'analyse donne, pour 100 volumes de sang :

Oxygène avant injection du sucre...... 29,95
— après injection du sucre...... 13,30

Le sucre a été recherché et trouvé dans le sang artériel.

Expérience VIII. — *Recherche des gaz du sang après injection du sucre du raisin.* (16 février 1872.)

Sur les vaisseaux cruraux d'une chienne de taille moyenne, nous répétons les expériences précédentes. Seulement, au lieu de sucre de fécule, nous nous servons d'une solution de sucre de raisin au dixième.

Avant l'injection, nous trouvons, pour 100 volumes de sang de l'artère crurale droite :

Oxygène.......... 19,98
Acide carbonique...... 9,32

Nous injectons 40 à 50 grammes de liqueur glucosique, et une nouvelle prise de sang nous donne à l'analyse, pour 100 volumes :

Oxygène.......... 10,65
Acide carbonique..... 9,32

L'analyse a été faite par l'appareil à eau bouillante, avec 30 à 40 centimètres cubes d'oxyde de carbone.

Les expériences qui précèdent démontrent que l'oxygène diminue dans les analyses qui suivent l'injection du glucose. Pour nous convaincre que cette diminution n'était pas due à l'hémorrhagie, nous avons, dans les expériences ci-après, fait une nouvelle prise de sang, 35 à 40 minutes après toute injection de glucose. Ce temps nous a paru suffisant pour permettre à l'animal de se reposer et d'éliminer le sucre. Nous avons donc fait trois analyses du sang : une avant l'injection du sucre, une de suite après, et une troisième après un repos suffisant. Dans quelques cas, nous nous sommes contentés d'opérer avec les deux dernières prises de sang.

EXPÉRIENCE IX. — *Pour démontrer que la diminution de l'oxygène dans le sang, sous l'influence du sucre, est bien produite par l'action du sucre.* (5 février 1872.)

Le chien qui a déjà servi à l'expérience du 2 février reçoit deux canules en T dans les vaisseaux cruraux du côté gauche.

Nous injectons comme précédemment une solution au dixième de sucre de fécule; 40 à 50^{cc} injectés en trois fois représentent, en cinq à six minutes, 4 à 5^{ce} de sucre. Immédiatement nous prenons 15^{cc} de sang artériel, qui, introduits dans l'appareil à eau bouillante avec 32^{cc} d'oxyde de carbone, donnent, pour 100 volumes de sang :

> Oxygène............ 4,66
> Acide carbonique..... 11,30

Nous laissons reposer l'animal pendant quarante minutes, et, lorsque nous pouvons considérer tout le sucre comme éliminé, nous faisons une autre prise de 15^{cc} de sang, qui est introduite dans un appareil à eau bouillante avec 30^{cc} d'oxyde de carbone.

Nous trouvons alors, pour 100 volumes de sang :

> Oxygène............. 8,32
> Acide carbonique..... 9,99

Les faibles quantités d'oxygène trouvé tiennent à la faiblesse de l'animal, épuisé par une précédente expérience, mais la relation n'en persiste pas moins.

EXPÉRIENCE X.—*Sur le sujet précédent.* (16 mai 1872.)

Petit chien à long poil, blanc; vaisseaux du côté droit. Nous opérons en prenant du sang de suite après l'injection, puis trois quarts d'heure après. L'analyse est faite par l'appareil à ébullition.

Nous trouvons, après injection de trente centimètres cubes de solution glucosiqué, contenant 7 à 8 grammes de sucre de fécule :

Oxygène après injection........... 5,32
— trois quarts d'heure après.. 15,98

Expérience XI. — *Sur le même sujet.* (7 février 1872.)

Chienne de moyenne taille. — Expérience sur les vaisseaux cruraux du côté droit. — La solution de sucre de fécule est au dixième.

Avant toute injection de sucre, nous recherchons l'oxygène du sang normal de l'artère crurale. Nous prenons 15^{cc} de sang, qui sont introduits dans un appareil à eau avec 21^{cc} d'oxyde de carbone. Nous trouvons, pour 100 volumes de sang :

Oxygène................ 13,32

Immédiatement, nous injectons 45 à 50 centim. cubes de liqueur sucrée. L'injection dure 5 à 6 minutes, et la quantité de sucre est égale à 5 gr. environ. Une prise de 25 cent. de sang artériel est faite aussitôt ; 15 sont introduits dans l'appareil à ébullition, avec 32^{cc} d'oxyde de carbone. Gaz trouvés, pour 100 volumes:

Oxygène................... 3,99
Acide carbonique 11,99

Les 10^{cc} de sang restant dans la seringue servent à la recherche du sucre, qui est décelé d'une façon manifeste.

Après 40 à 45 minutes de repos, nous faisons encore une prise de sang de 25 cent. cubes.

Nous en prenons 10 pour la recherche du sucre, et 15 sont introduits dans l'appareil avec 33^{cc} d'oxyde de carbone. Nous trouvons, pour 100 :

Oxygène................ 9,32
Acide carbonique......... 9,99

Il n'y a plus trace de sucre.

EXPÉRIENCE XII. — *Sur le sujet précédent*. (25 avril 1872).

Chien de taille moyenne. Opération sur les vaisseaux cruraux du côté gauche. Analyse avec l'appareil à ébullition. Avant toute injection de glucose, et les canules en T étant en place, nous prenons 12ᶜᶜ de sang artériel.

    Oxygène trouvé, pour 100 volumes.... .   14,0

Nous injectons de suite 30 à 40 centim. cubes de solution de glucose au dixième, et nous faisons une nouvelle prise de sang.

    Oxygène trouvé, pour 100...........   6,66

Après avoir laissé reposer l'animal pendant 40 minutes, nous trouvons :

    Oxygène, pour 100...............   13,30

EXPÉRIENCE XIII. — *Sur le sujet précédent*. (7 mai 1872.)

Chien petit, à long poil. Vaisseaux cruraux du côté gauche. Nous faisons trois prises de sang, une avant injection de sucre, une de suite après injection de 25 à 30 centimètres cubes de solution au dixième, et une troisième après un repos d'une demi-heure.

Nous trouvons, pour 100 volumes de sang :

    Avant injection, oxygène pour 100....   17,31
    Après injection du sucre.............   10,65
    Une demi-heure après............   11,98

Les expériences qui précèdent ne laissent aucun doute sur l'action du sucre; il est bien évident que c'est la glucose, et non pas la saignée ou la douleur, qui fait diminuer l'oxygène, puisque nous voyons la quantité d'oxygène du sang se relever très-sensiblement après un repos qui a permis à l'animal de brûler le sucre contenu dans les vaisseaux, tandis que les éléments de l'opération restaient les mêmes.

Cependant les expériences précédentes perdraient toute valeur s'il n'était démontré que l'eau, introduite comme véhicule du sucre, n'est pas la cause de la diminution observée dans les proportions de l'oxygène.

Nous établissons directement le rôle négatif de l'eau injectée dans les vaissaux par les deux expériences ci-après :

EXPÉRIENCE XIV. — *Recherche de l'oxygène du sang après une injection d'eau dans les vaisseaux.* (24 janvier 1872.)

Chien fort. Injection de 30cc d'eau distillée, à la température du corps, par la veine crurale droite. Aussitôt après, on retire, par l'artère crurale droite, 30cc de sang, qui sont divisés par moitié dans un appareil à eau bouillante et dans notre cloche courbe. L'analyse a donné, pour 100 volumes de sang :

Par la cloche courbe............ 6,65
Par l'eau bouillante............ 25,50

Cette expérience montre que l'introduction de l'eau dans les veines n'a pas pour effet de modifier la quantité d'oxygène retrouvée dans le sang artériel, puisque, par les deux procédés de recherche, nous obtenons des nombres qui sont la moyenne de ceux que donnent ces procédés.

L'expérience ci-après corrobore la précédente :

EXPÉRIENCE XV. — *Sur le sujet précédent* (3 mai 1872)

Gros chien, pesant 26 kilogram. — Chien vieux de berger ; — poils ras, fauve. — Opération sur les vaisseaux cruraux droits. Analyse avec l'appareil à eau bouillante.

Nous introduisons dans la veine 40 à 50 centimètres cubes d'eau. Le sang artériel nous donne, pour 100 volumes de sang :

Oxygène avant l'injection de l'eau. 36cc »
— cinq minutes après...... 35 »
— quarante minufes après.. 31 80

La diminution peut être due à l'hémorrhagie, mais elle est bien faible, si on la compare à celle que l'on obtient par l'action du sucre.

Les expériences qui précèdent sont remarquables par la constance de leurs résultats. Dans toutes, en effet, nous voyons la présence du sucre dans le sang artériel coïncider d'abord avec une diminution très-grande du gaz oxygène dissous ; de sorte que nous n'hésitons pas à en conclure à l'existence de combustions puissantes intra-artérielles. Le sang, en effet, s'est chargé d'air dans les poumons ; si l'oxygène de cet air a disparu dans le trajet du sang du poumon à l'artère crurale, corrélativement à l'injection du sucre dans les vaisseaux, nous nous croyons en droit d'admettre que le sucre a été l'agent de cette disparition.

Mais on pourrait nous faire l'objection suivante : L'injection du sucre dans les vaisseaux du chien n'a-t-elle pas pour résultat de diminuer chez cet animal les phénomènes inspiratoires ? et qui sait si vous ne trouvez pas moins d'oxygène parce que, dans ces nouvelles conditions, l'animal en inspire moins ? Cette objection, nous nous la sommes posée et nous avons cherché à vérifier ce fait : à savoir si la consommation de l'air éprouvait une variation chez l'animal soumis à des injections de glucose. Les recherches ci-après sont destinées à répondre à la question précédente.

II

Ces recherches avaient pour but de déterminer l'analyse des gaz expirés chez le chien, comparativement à l'état normal et pendant l'injection du glucose dans les veines. Pour cela il était nécessaire de déterminer à la fois la quantité d'air consommé, la quantité de gaz expiré, et de faire ensuite l'analyse centésimale de ces gaz.

Il nous eût été fort difficile de résoudre le problème ainsi posé, et chacun sait quelles ont été les dépenses d'installation et les difficultés matérielles de construction des beaux appareils qui ont servi à MM. Regnault et Reisset. — Mais nous avons pensé pouvoir atteindre notre but en tournant la difficulté. On sait, en effet, d'après les travaux des savants précités, que le volume de l'air expiré est sensiblement égal à celui de l'air inspiré. Nous avons donc pu, sans erreur sensible, mesurer le gaz expiré, et, connaissant la composition de l'air, en déduire la quantité d'oxygène inspiré.

D'un autre côté, au lieu de mesurer le gaz expiré dans chaque expérience, ce qui eût été extrêmement délicat, nous avons choisi un gazomètre dont la capacité nous était exactement connue, et, dans chaque expérience, nous avons fait respirer l'animal jusqu'à ce que le gazomètre fût exactement rempli, en tenant compte du temps employé à cette opération, et dans un milieu dont la température était sensiblement constante. L'instant précis du remplissage était donné par le bruit que faisait le gaz en sortant du gazomètre par-dessous, et

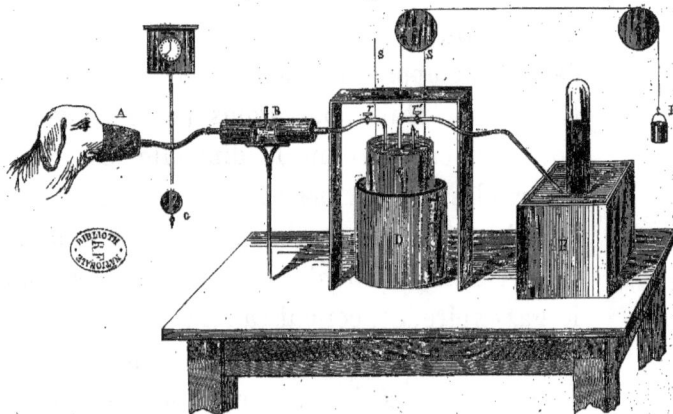

Fig. 1

le temps était compté sur un pendule voisin.—Le réservoir ou gazomètre que nous avons employé jaugeait très-exactement 5 litres 037 d'air, à la température de 15 à 20 degrés, température que nous avons conservée pour toute cette série de recherches.

L'appareil qui nous a servi à ces expériences est représenté dans la fig. I. Il se compose essentiellement : 1° d'un entonnoir-muselière A en caoutchouc, dans lequel est engagé le museau du chien en expérience ; 2° d'un distributeur respiratoire B, destiné à puiser par une tubulure, pendant l'inspiration, l'air dans l'atmosphère, et à faire sortir les gaz expirés par une autre tubulure ; 3° d'un gazomètre D C, dont le poids est annihilé par le contre-poids E ; 4° d'une cloche H, plongée dans la cuve F et communiquant à volonté avec le gazomètre par le robinet r'.

Le tout est disposé sur une table solide ; le gazomètre est maintenu par des guides ; les tubes sont en caoutchouc, assez longs pour permettre à l'ensemble les mouvements nécessaires ; le pendule G bat la seconde. Voici, d'ailleurs, la description détaillée de ces divers organes.

L'entonnoir A est attaché sur le museau du chien par une bonne ficelle, de manière à engager toute la gueule de l'animal, que l'on choisit, d'ailleurs, parmi ceux dont la conformation s'adapte le mieux à l'appareil Facilement on arrive à une parfaite occlusion.

Le mécanisme du distributeur respiratoire B mérite une explication, qui est facilitée, d'ailleurs, par la fig. II. Cet appareil se compose de deux cylindres de

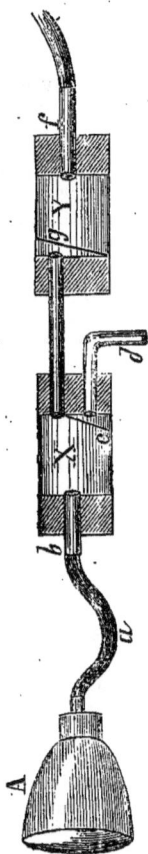

verre, de 6 cent. de diamètre, X et
Y. Ces deux cylindres sont fermés, à
chacun de leurs bouts, par des bouchons en liége traversés de tubes de
verre de la grosseur du petit doigt.
Les bouchons laissent entre eux,
dans chacun des cylindres, un espace
vide assez étroit, dans lequel se meut
une mince lame de caoutchouc, fixée
par un de ses bords et faisant soupape sur les extrémités des tubes.
Ces soupapes sont figurées en c et g.
La disposition est telle que, l'animal
respirant en A, la soupape g s'ap-
plique sur le tube e pendant que la
soupape c se soulève. L'air extérieur
entre donc en d, passe librement
dans la chambre X, et par le tube
en verre b et le tube en caoutchouc a
arrive dans les poumons de l'animal.
Au contraire, pendant l'expiration,
la soupape c se colle sur l'orifice du
tube d, et les gaz cheminent par la
chambre X, la chambre Y et le tube f, d'où ils vont
dans le gazomètre.

Fig. 2.

Le gazomètre devant servir à recueillir des gaz dont
plusieurs sont solubles dans l'eau, nous avons dû le
remplir d'un liquide dans des conditions capables d'em-
pêcher cette dissolution. — A cet effet, nous avons
employé une couche d'huile au-dessus de l'eau; mais,

cette huile ayant certains inconvénients dans les manipulations, nous avons préféré nous servir d'eau saturée de sel marin, qui n'absorbe en quantité sensible aucun des gaz de la respiration. Les gaz entrent par le robinet *r* et sortent par le robinet *r'*, fig. I. Le poids de l'appareil est équilibré par le contre-poids E, qui n'est autre chose qu'un seau rempli de grenaille de plomb ou d'eau.

La cuve F contient de l'eau salée.

EXPÉRIENCE XVI. — *Sur la consommation d'oxygène par un chien soumis à des injections de glucose dans les veines.* (19 juillet 1870.)

Un chien est attaché ; son museau est engagé dans l'entonnoir en caoutchouc de notre appareil. (Voir p. 17, fig. I.) — Nous notons la durée du remplissage du gazomètre, qui contient, nous l'avons dit, 5,037 de gaz. Puis nous prenons des gaz expirés une quantité suffisante pour une analyse ultérieure.

Dans cette expérience, nous avons fait trois essais : 1° l'animal étant attaché avant toute opération sur les vaisseaux ; 2° l'animal ayant la canule en T en place sur la veine crurale ; 3° après l'injection, par la veine, de 5 cent. cubes de solution glucosique au dixième, et pendant l'injection graduelle de 10 cent. cubes de la même solution.

Voici les résultats obtenus :

	I. Chien attaché avant l'opération.	II. Après avoir mis en place la canule en T.	III. Après injection de 5cc de liq. glucosique et pendant injection de 10cc.
Durée du remplissage du gazom..	122 secondes	123 secondes	121 secondes
Oxygène.........	12,5	14,5	12,30
Acide carbonique.	4,0	1,0	0,40
Azote...........	83,5	84,5	87,30
	100,00	100,00	100,00

La solution injectée contenait, nous l'avons dit, un dixième de glucose. Elle était à 30° centigrades.

L'analyse a eu lieu sur l'eau salée. Les dosages ont été faits par la potasse et par l'acide pyrogallique. L'animal était à jeun.

Cette première expérience nous montre que la quantité des gaz inspirés et expirés n'a pas varié sensiblement de l'animal au repos à l'animal en expérience, puisque la durée du remplissage du gazomètre n'a pas sensiblement différé. Quant à l'air expiré, sa composition n'a pas varié non plus dans de grandes limites; seul l'acide carbonique s'y est trouvé en quantité plus faible.

Expérience XVII. — *Sur le même sujet.* (2 décembre 1870.)

Même expérience que la précédente.

Seulement le glucose employé était un produit commercial,

dont l'analyse ultérieure a démontré l'impureté. — Il contenait environ moitié de son poids d'amyline (Béchamp).

Petite chienne, marron, à museau pointu, s'adaptant parfaitement dans notre appareil. Animal depuis un mois au laboratoire. Cet animal n'a pas mangé depuis cinq ou six heures.

	Canule en place.	Après injection de 10 °° de solution glucosique.
Durée du remplissage.	251 secondes.	225 secondes.
Oxygène.	8,15	8,30
Acide carbonique	1,09	1,46
Azote.	90,76	90,24
	100,00	100,00

La solution contenait deux dixièmes de sucre. Nous l'avons
injectée à la température de 30°. L'animal a présenté les symptômes ordinaires.

Analyses par la potasse et l'acide pyrogallique sur l'eau
salée.

Dans cette expérience, l'animal étant plus petit, la durée du
remplissage a été plus considérable que dans la précédente,
mais n'a pas varié dans de grandes limites. Nous n'avons pas
fatigué l'animal par une expérience à blanc, qui nous a paru
inutile, et nous n'avons fait que deux essais, la canule étant
en place avant l'injection du sucre et après. Les résultats de
l'analyse ont été concordants.

EXPÉRIENCE XVIII. — *Sur les gaz expirés sous l'influence du glucose dans les vaisseaux.* (17 décembre
1870.)

Grand chien noir, très-beau, très-fort. Au laboratoire depuis la veille. — A jeun. — Opération sur les vaisseaux cruraux du côté droit. Nous injectons dans la veine une solution de sucre incristallisable au dixième et à 30°. L'animal présente les symptômes ordinaires d'angoisse et les grandes inspirations. L'expérience est faite sur l'eau salée, le dosage par la potasse et l'acide pyrogallique.

	Avant toute opération, l'animal étant attaché.	Après injection de 15 cc de solution glucosique.
Durée du remplissage.	299 secondes	264 secondes.
Oxygène.	13,25	10,90
Acide carbonique	2,94	2,19
Azote.	83,81	86,91
	100,00	100,00

Les expériences précédentes sont extrêmement instructives. Elles démontrent : 1° que l'injection du sucre dans les veines du chien ne modifie pas sensiblement la quantité de gaz expiré, ni la quantité d'air inspiré ; 2° que la quantité d'oxygène absorbé est au moins aussi grande ; 3° que la quantité d'acide carbonique produit est loin d'être en rapport avec la quantité d'oxygène disparu.

Ce dernier point de vue ouvre tout un horizon à une série de recherches curieuses. Pour aujourd'hui, nous n'en voulons rien conclure ; mais nous insistons sur les autres faits établis, et nous pouvons affirmer hardiment que, pendant l'injection du glucose dans les veines, il

ne s'absorbe pas moins d'oxygène qu'à l'état normal.
Or nos analyses des gaz du sang démontrent qu'on en
trouve moins. Donc cet oxygène a disparu, et, comme
il n'a parcouru que le torrent circulatoire dans les vaisseaux, à l'exclusion des capillaires, nous pouvons conclure que la combustion respiratoire, c'est-à-dire la consommation de l'oxygène, peut se faire dans les vaisseaux, sans intervention des capillaires.

De plus, nos expériences permettent d'établir que la
consommation a eu lieu, pour une notable proportion,
dans le système artériel. En effet, le sang s'est chargé
dans les poumons d'une quantité ordinaire d'oxygène,
et nous n'en trouvons que des quantités très-minimes
dans l'artère crurale ; cet oxygène a disparu par con-
séquent dans les artères, sous l'influence du glucose qui
se trouve dans le sang artériel, ainsi que l'analyse l'a
démontré.

Les présentes recherches établissent donc la réalité
des *combustions respiratoires intra-artérielles.*

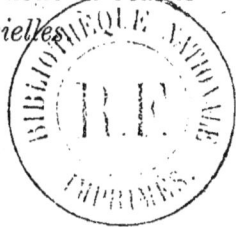